万万没想到的科学

风可以吹断
大桥吗？

[美]保罗·梅森 著　[美]马克·鲁夫勒 绘　雷鑫宇 译

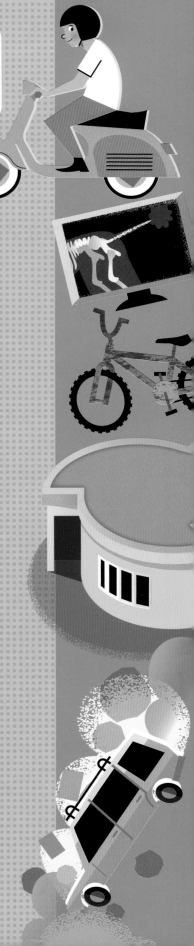

中信出版集团｜北京

图书在版编目（CIP）数据

风可以吹断大桥吗？ / （美）保罗·梅森著；（美）
马克·鲁夫勒绘；雷鑫宇译.-- 北京：中信出版社，
2021.4
　（万万没想到的科学）
　书名原文：Cause, Effect and Chaos!: In
Engineering and Industry
　ISBN 978-7-5217-2726-5

　Ⅰ.①风… Ⅱ.①保…②马…③雷… Ⅲ.①科学知
识－儿童读物 Ⅳ.①Z228.1

中国版本图书馆CIP数据核字（2021）第016897号

风可以吹断大桥吗？
（万万没想到的科学）

著　者：[美]保罗·梅森
绘　者：[美]马克·鲁夫勒
译　者：雷鑫宇
出版发行：中信出版集团股份有限公司
　　　　　（北京市朝阳区惠新东街甲4号富盛大厦2座　邮编　100029）
承 印 者：北京联兴盛业印刷股份有限公司

开　　本：889mm×1194mm 1/16　　印　张：12　　字　数：300千字
版　　次：2021年4月第1版　　　　印　次：2021年4月第1次印刷
京权图字：01-2020-1682
审 图 号：GS(2020)3798号 书中地图系原文插附地图
书　　号：ISBN 978-7-5217-2726-5
定　　价：148.00元（全6册）

出　　品　中信儿童书店
图书策划　如果童书
策划编辑　陈倩颖
责任编辑　陈晓丹
营销编辑　张远　邝青青　宋雨佳
美术设计　韩莹莹
内文排版　北京沐雨轩文化传媒

版权所有·侵权必究
如有印刷、装订问题，本公司负责调换。
服务热线：400-600-8099
投稿邮箱：author@citicpub.com

目　录

万物的关系
真奇妙!

因果关系可以用来描述两个相关事件之间的一种联系，它指的是其中先发生的一件事导致了后面那件事情的发生。不过有时候，一件事情也可能导致意料之外的结果。除了我们可以预见的结果，还存在许多人们想不到的偶然和意外。

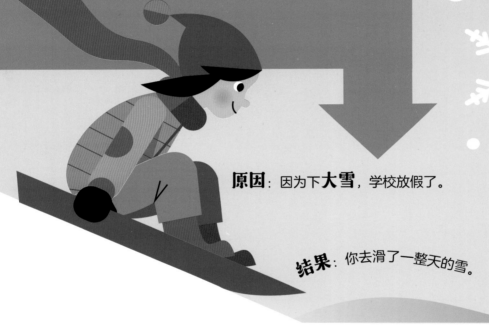

原因：因为下**大雪**，学校放假了。

结果：你去滑了一整天的雪。

当然了，因果关系也不总是带来好结果。有时候，同样的事情可能会带来很糟糕的结果。

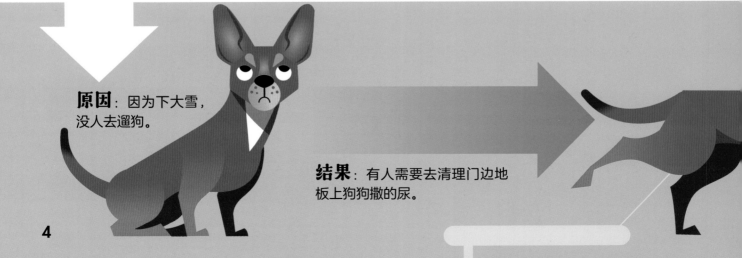

原因：因为下大雪，没人去遛狗。

结果：有人需要去清理门边地板上狗狗撒的尿。

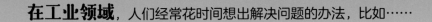 **在工业领域**，人们经常花时间想出解决问题的办法，比如……

原因：人们希望在没有船时也能过河。

结果：工程师在河上架设了桥梁，或者在水底铺设了隧道。

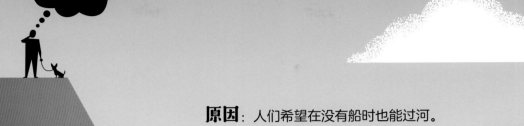

但是有时候，事情的发展也会出乎工程师的意料。当意外情况发生时，会引起 **大麻烦！**

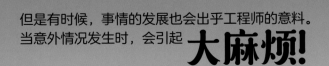

钢铁是怎样炼成的？

观察一下你的周围，你能找到多少金属制成的物品？椅子、冰箱、平板电脑、自行车……我们的生活简直被金属包围了！

但是，金属是从哪里来的呢？我们怎么判断金属会不会断裂呢？

伴随着一声巨响，工人用炸药炸开岩层，铁矿石就藏在这些岩层里。

岩石块被粉碎成小块，然后工人用带有磁铁的电磁选矿机筛选出铁矿石。

粉碎机

接着，铁被投入高炉中，高温让它们渐渐熔化。然后加入钢屑，把铁转化成钢。

高炉

工人通过调整炼制过程中的化学成分和工艺，可以炼出坚固的、轻质的，或者是柔韧的钢材。

否则，你的自行车可能会生锈……

如果你想用钢材制造物品，选择正确的钢材品种是非常重要的！

或者车轮会突然掉下来……

甚至，你建的桥会断掉！

混凝土是怎么制造的?

在我们的生活中，混凝土建筑随处可见。混凝土是应用最多的大型工程建筑材料。

混凝土很坚固，寿命很长。但是它是怎么被制造出来的呢？它一直都像人们认为的那样坚固吗？

首先，要把制作混凝土的原料混合在一起。

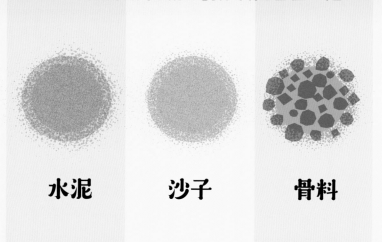

水泥　　**沙子**　　**骨料**　　**水**

搅拌机

普通混凝土一般包含2份沙子、1份水泥、3份骨料和1份水。对于高楼来说，因为要建造得更坚固，混凝土的配方也会做出调整。

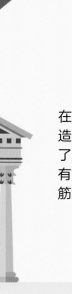

在罗马，用混凝土建造的万神庙已经矗立了近2000年。它拥有世界上最大的无钢筋混凝土圆顶。

建筑物甚至可能会突然**倒塌**！

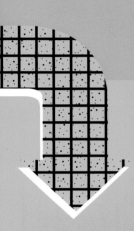

在高层建筑中，混凝土需要加固。工人把混凝土浇在钢筋上来增加强度。钢筋混凝土的强度足以抵御强风，甚至地震。

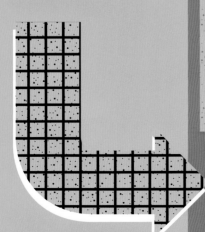

如果工人使用了错误的混凝土混合物，或没有将混凝土加固到一定程度，建筑物就不够坚固。

当混凝土慢慢变干时，它会变得越来越硬，最后变得像岩石一样！

建筑物里面的人很难逃生！

造一辆汽车需要多久？

组装一辆汽车的速度快得惊人：从开始到完成只需要不到24小时。这是怎么做到的？如果组装过程出了差错会怎么样呢？

首先，由机器人制造好汽车的金属外壳，然后喷涂车漆（通常要先喷涂一层白漆，然后再喷涂其他颜色）。

在有些汽车工厂里，机器人只需要80秒就能造好一个汽车外壳。

接着，下一个机器人为汽车安装电子设备、仪表盘、挡风玻璃，以及其他部件。

挡风玻璃

仪表盘

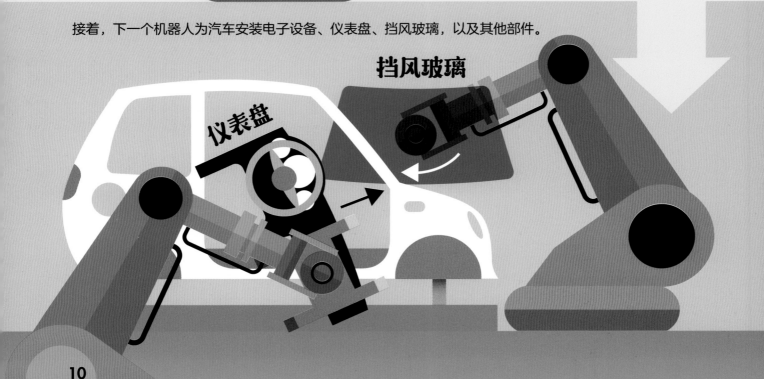

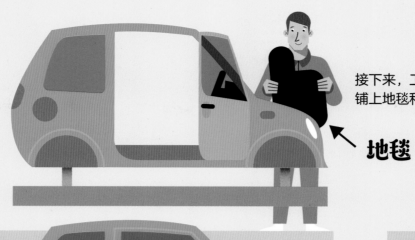

接下来，工人在汽车内部铺上地毯和其他装饰品。

地毯

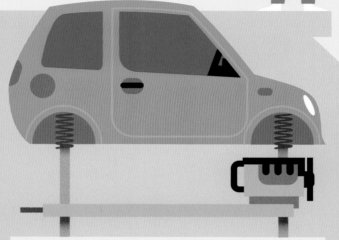

然后，由机器人在车身外壳上安装一个框架来固定发动机和排气装置。

接着，工人把发动机装进车身，随后安装车轮、座椅和最后的装饰部件。最后，汽车被运出工厂，准备出售。

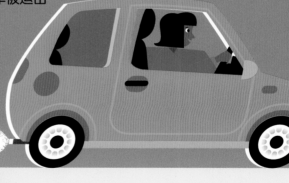

成品汽车是由成千上万个零件组成的。一旦其中一个零件出了故障，汽车就可能会……

抛锚……

没法正常行驶……

甚至着起火来!

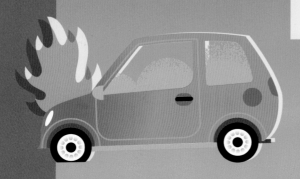

3D打印有多神奇？

像汽车零件这样的部件通常是在大型工厂里制造的。这些工厂每天可以生产数千个零件。3D打印技术的出现，可能会在未来改变这种状况。只要你拥有一台3D打印机，你几乎可以制造任何东西，无论是门把手，还是手机壳，甚至是一座房子*！

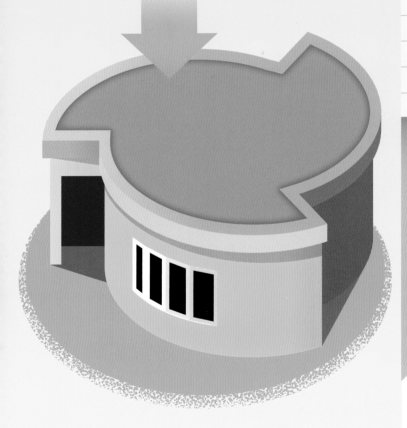

*大型3D打印机能够打印混凝土房子，比如公寓楼，并且在24小时内就能造好。

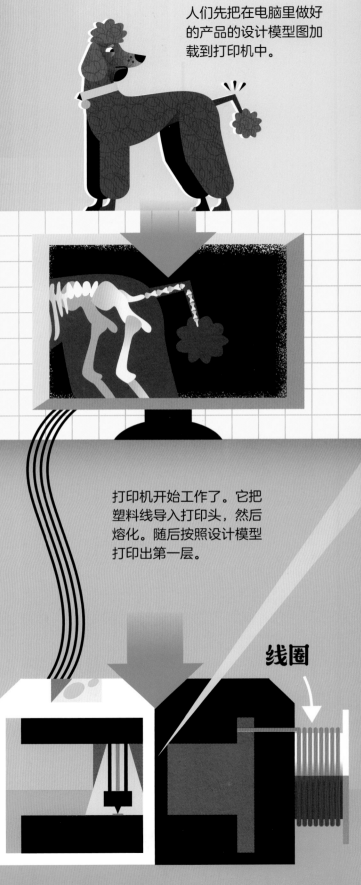

人们先把在电脑里做好的产品的设计模型图加载到打印机中。

打印机开始工作了。它把塑料线导入打印头，然后熔化。随后按照设计模型打印出第一层。

线圈

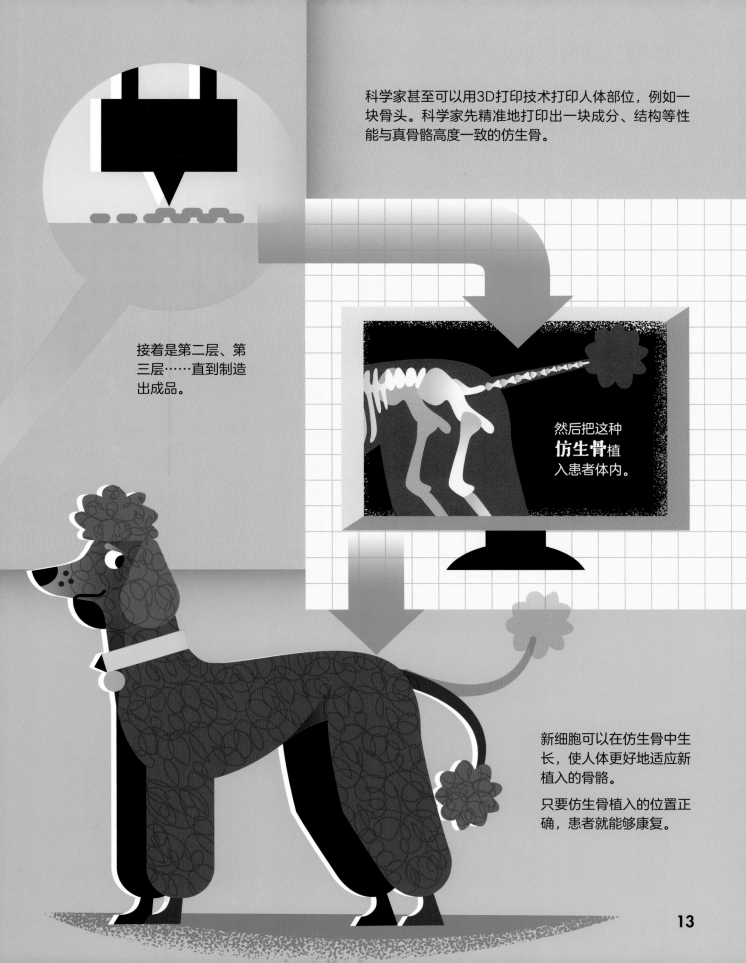

科学家甚至可以用3D打印技术打印人体部位，例如一块骨头。科学家先精准地打印出一块成分、结构等性能与真骨骼高度一致的仿生骨。

接着是第二层、第三层……直到制造出成品。

然后把这种**仿生骨**植入患者体内。

新细胞可以在仿生骨中生长，使人体更好地适应新植入的骨骼。

只要仿生骨植入的位置正确，患者就能够康复。

树木是怎样变成纸的？

你一天会接触多少张纸或卡片呢？书、纸箱、盒子和记事本……答案可能是很多。难怪纸品制造业是一个巨大的产业。

纸张的源头是森林。

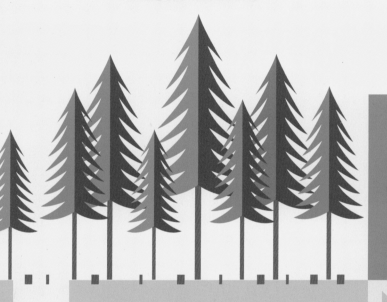

大树被砍倒，枝叶被削去，然后作为原木被送进造纸厂。

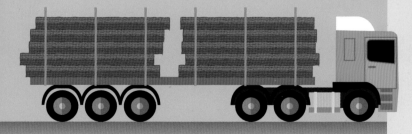

在工厂里，原木被投入一个看起来像超大洗衣机的**剥皮机**，树皮被剥皮机削掉。

去皮的原木被推到快速旋转的磨石上磨碎。

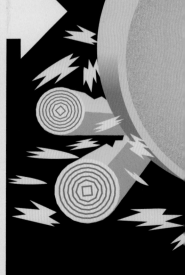

磨碎的木头中加入水，就成了"纸浆"。

制造白纸的纸浆需要**漂白**。

如果要制造彩色纸，工人会在纸浆中添加一些化学物质。

接着，纸浆被喷在移动的金属丝网上，一部分水会从纸浆里流出去。

磨石

随后，成形的纸张被压入巨大的加热辊中，除去剩余的水分。

如果造纸产生的这些充满化学物质的废水流入河流或小溪中，就会造成严重的污染。
鱼儿会死亡，
河流周围的植物会枯萎，
动物喝了被污染的水也会中毒。

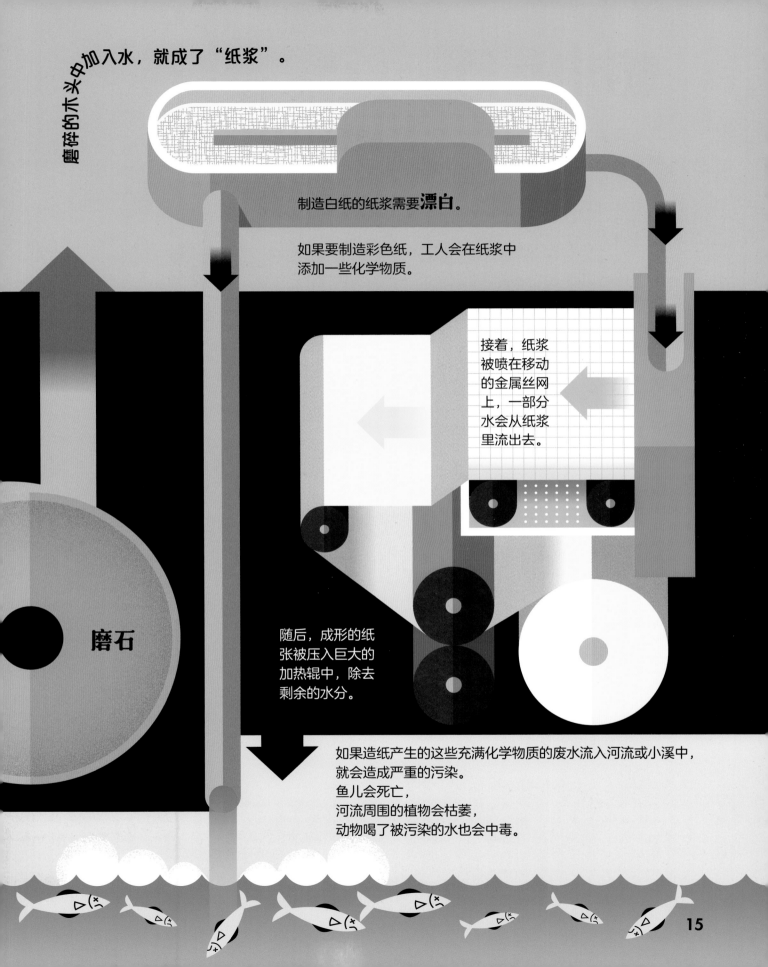

15

在高山上修路有多难？

修路是一个充满困难的工程，在陡峭的山区修路更是难上加难。

中国台湾地区的太鲁阁峡谷段的**中横公路**是世界上最著名的山路之一。

在修路过程中他们还使用炸药打通了**部分路线**。

这条公路历时四年才被修成。

直到峡谷边缘。

修建了一条"之"字形的路线，

首先，工程师沿着陡峭的山坡，

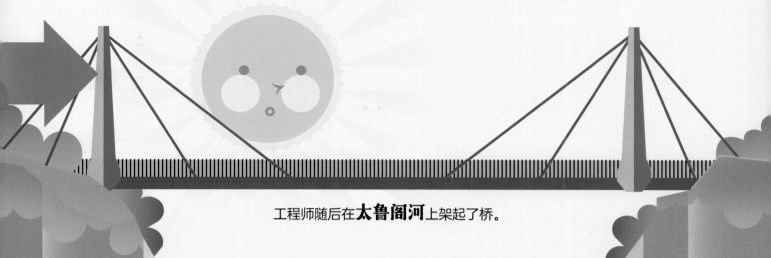

工程师随后在**太鲁阁河**上架起了桥。

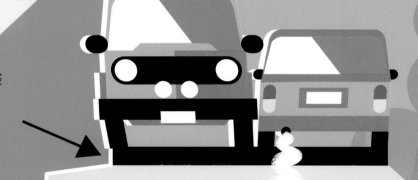

路线打通后，他们就开始平整路面，在路面铺了一层沥青，使路面更光滑。1960年，中横公路终于通车了。

自从公路通车后，那里就经常发生**事故**。

中横公路还会遭遇额外的风险：台风、山体滑坡和地震。这些自然灾害对公路有很大影响。

直到现在，太鲁阁峡谷段的中横公路仍被称为世界上最危险的公路之一。

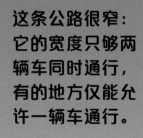

这条公路很窄：它的宽度只够两辆车同时通行，有的地方仅能允许一辆车通行。

如何建造海底隧道？

想跨越海峡，修建隧道是一种好方法。1988年，人们决定在世界上最大的海峡之一——英吉利海峡下面修隧道。

桑菲尔公园

海峡下的3条平行隧道各长50千米，最深处在海床之下100米。

多佛白崖

英吉利海峡

法国

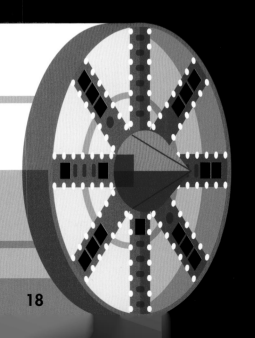

首先，工程师使用了盾构机，这种机器可以在海床下的泥土中挖出一条路来。

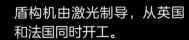

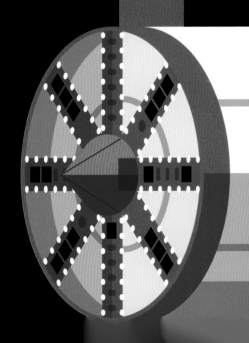

盾构机由激光制导，从英国和法国同时开工。

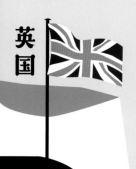

英国

盾构机一路挖掘前进，挖出的泥土被运回地面。

英国人用挖出的土填出了一块新的陆地，名叫桑菲尔公园。

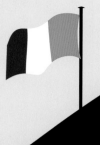

法国

法国人把挖出的土堆成了一座小山。

盾构机正在地下挖隧道哟!

这样的内层设计可以让隧道的使用寿命长达120年。

为了避免**坍塌**，隧道的内层使用了混凝土。

为了保持干燥，隧道内壁必须能防止海水渗入。当然，在出现火灾时，隧道里有水可能是很有帮助的。

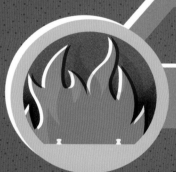

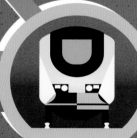

在1996年和2008年，隧道中的确发生了火灾!

接着，工程师在隧道中铺设了火车轨道。隧道于1994年正式通车。

幸运的是，没有人丢掉性命。隧道因为火灾受损，被关闭并进行维修，还装配了更多安保系统。现在，英吉利海峡隧道仍然是世界上最安全的隧道之一。

摩天大楼会不会倒下来?

摩天大楼必须能在大风、雷击甚至地震中屹立不倒。为此,工程师对它们进行了特殊的工程设计。地震时,这些特殊设计可以从地基开始起作用,保护整座建筑物的安全。

工程师在设计摩天大楼时,允许它们出现轻微的摇摆。大楼的柔性钢结构让它能轻微弯曲,但不会折断。

如果震动变得更加剧烈,**调谐质量阻尼器**就会开始起作用。这种阻尼器在建筑内部摆动,可以吸收掉震动带来的能量,使大楼不被破坏。

地震时,摩天大楼附近的地面开始摇晃。

摩天大楼下面的**阻尼器**可以吸收较小的震动。

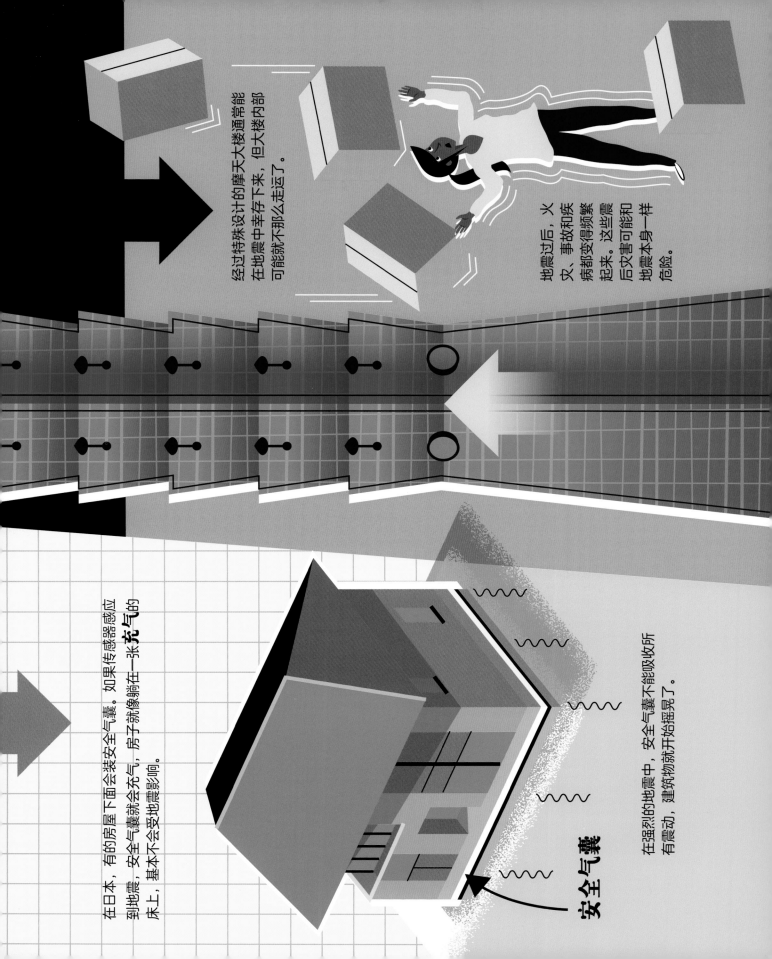

经过特殊设计的摩天大楼通常能在地震中幸存下来，但大楼内部可能就不那么走运了。

地震过后，火灾、事故和疾病都变得频繁起来。这些震后灾害可能和地震本身一样危险。

在日本，有的房屋下面会装安全气囊。如果传感器感应到地震，安全气囊就会充气，房子就像躺在一张充气的床上，基本不会受地震影响。

安全气囊

在强烈的地震中，安全气囊不能吸收所有震动，建筑物就开始摇晃了。

风可以吹断大桥吗？

1938年，一个浩大的工程在美国华盛顿州开工。这是一座横跨塔科马海峡的大桥。新桥一旦建成，将成为世界上最长的悬索桥之一。

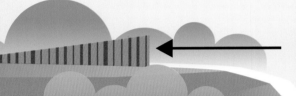

桥上的缆索在每一侧都有**锚点**。

两个基座没入水中。

桥塔建在基座上。

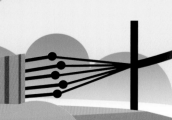

钢索系在岸边的锚点和塔顶之间。

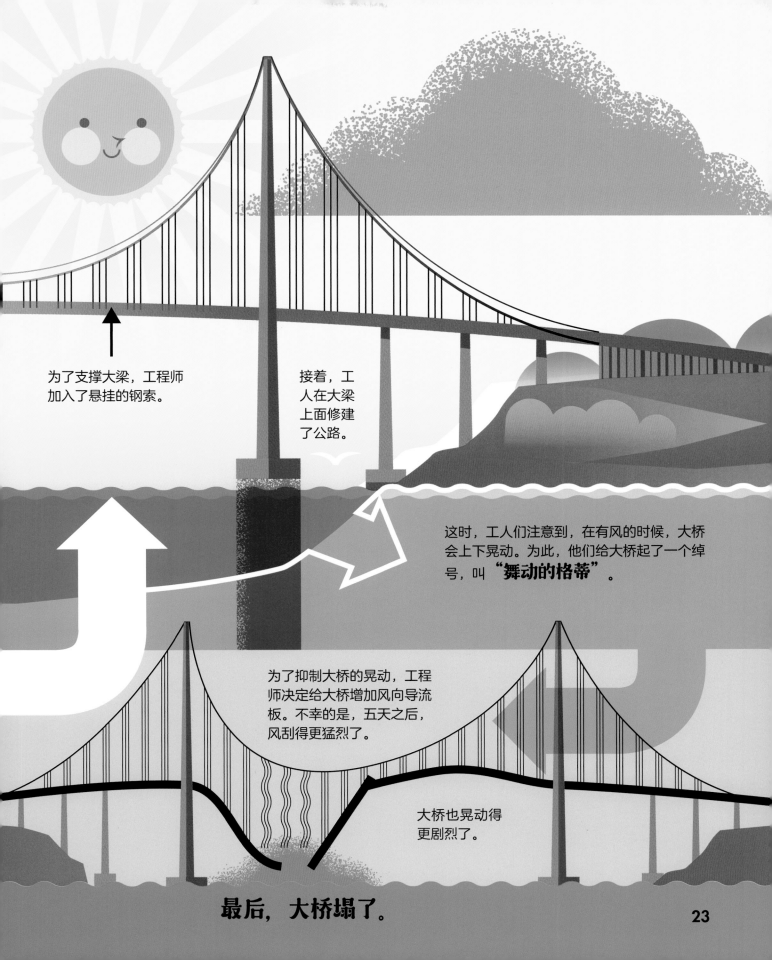

为了支撑大梁，工程师加入了悬挂的钢索。

接着，工人在大梁上面修建了公路。

这时，工人们注意到，在有风的时候，大桥会上下晃动。为此，他们给大桥起了一个绰号，叫**"舞动的格蒂"**。

为了抑制大桥的晃动，工程师决定给大桥增加风向导流板。不幸的是，五天之后，风刮得更猛烈了。

大桥也晃动得更剧烈了。

最后，大桥塌了。

火车轨道是什么样的?

地球上每天都有数以百万计的人选择乘坐火车出行。与人类一样，食物和货物也会搭乘火车被送往世界各地。修建一条新的铁路是一项庞大的工程。

枕木铺设在道砟层上。

第三层是**道砟**。这层铺满了松散的石块，两侧倾斜，中间平坦，便于铺设枕木。

第三层

第二层

中间是**次级道砟**，传信装置和通信电缆就埋在这里面。

第一层

在铺设列车轨道之前，工人们会先铺三层结构：底部最宽的一层是**路基**。

轨道用道钉和扣件固定在枕木上。

轨道之间由鱼尾夹板连接。

← 扣件

轨道铺好之后，列车以正常的速度行驶，才能保证安全。

如果司机在轨道拐弯处开得太快，
列车就会脱轨。

真糟糕!

飞机会被闪电击中吗？

航空工程师的工作内容之一就是设计能在空中安全飞行的飞机。

飞机在穿越云层时，面临的危险之一是可能被闪电击中*。

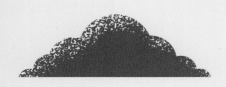

有时，可以看到飞机附近的空气发光——这是闪电即将来袭的警告。

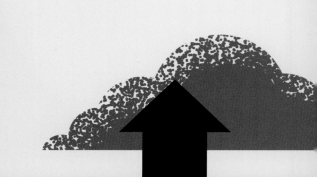

当飞机在空中飞行时，发电系统主要集中在飞机的机头、翼尖和机尾。

*每架客机每年至少会被闪电击中一次。

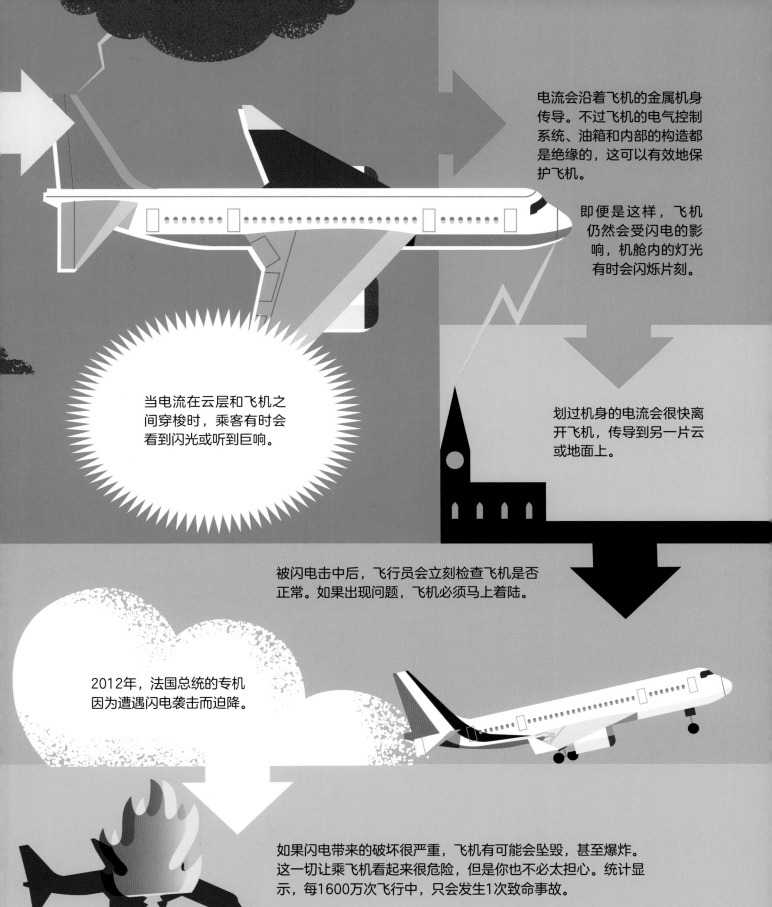

电流会沿着飞机的金属机身传导。不过飞机的电气控制系统、油箱和内部的构造都是绝缘的，这可以有效地保护飞机。

即便是这样，飞机仍然会受闪电的影响，机舱内的灯光有时会闪烁片刻。

当电流在云层和飞机之间穿梭时，乘客有时会看到闪光或听到巨响。

划过机身的电流会很快离开飞机，传导到另一片云或地面上。

被闪电击中后，飞行员会立刻检查飞机是否正常。如果出现问题，飞机必须马上着陆。

2012年，法国总统的专机因为遭遇闪电袭击而迫降。

如果闪电带来的破坏很严重，飞机有可能会坠毁，甚至爆炸。这一切让乘飞机看起来很危险，但是你也不必太担心。统计显示，每1600万次飞行中，只会发生1次致命事故。

过山车是怎样建起来的？

工程师不仅会建造摩天大楼、桥梁和隧道，他们还会建造其他各种各样的东西，例如过山车。

最初，过山车只是电脑中的设计图，工程师把它变成了真正的游乐场。

随后，把主钢架安装在连接板上。钢架还会被给予额外的支撑，直到它能够稳稳地立在那里。

首先，工程师会在安装过山车的地方挖坑。

然后往坑里倒入混凝土。

混凝土硬化之后，工程师会将连接板固定在上面。

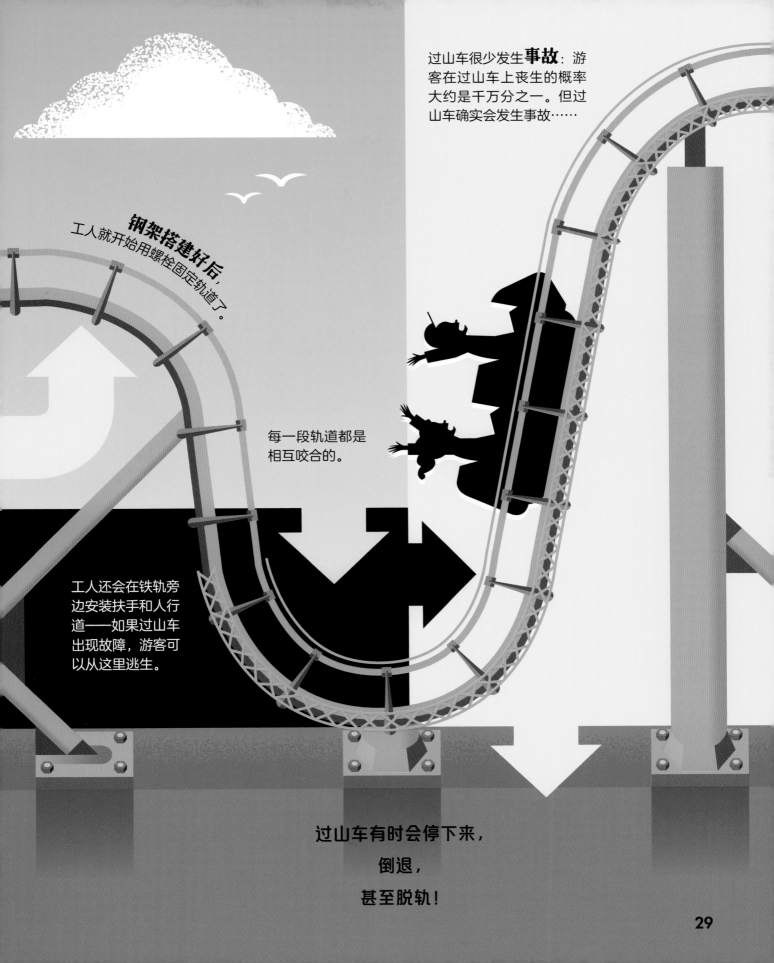

过山车很少发生**事故**：游客在过山车上丧生的概率大约是千万分之一。但过山车确实会发生事故……

钢架搭建好后，工人就开始用螺栓固定轨道了。

每一段轨道都是相互咬合的。

工人还会在铁轨旁边安装扶手和人行道——如果过山车出现故障，游客可以从这里逃生。

过山车有时会停下来，

倒退，

甚至脱轨！

那些你可能感兴趣的词语!

打印头： 打印机的部件，可以喷出墨水或其他材料。

高炉： 从铁矿石中提炼生铁的熔炼炉，又称"鼓风炉"。

骨料： 在混凝土或砂浆中起骨架和填充作用的岩石颗粒等松散状材料。

绝缘： 隔绝电流，不让电流通过。

沥青： 一般铺设在混凝土道路表面的物质。

漂白： 把原本带有颜色的纤维、织物变成白色。

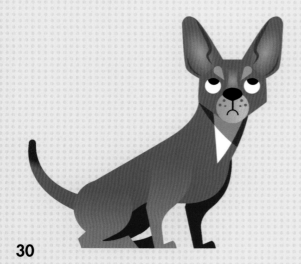

铁矿石：可以用来炼铁、炼钢的矿石。

峡谷：河流经过的深而狭窄的山谷，两旁有峭壁。

仪表盘：一组面向驾驶员的仪表，如速度计等。

枕木：在铁轨间铺设的条状木材。

阻尼器：减小振动幅度的装置。

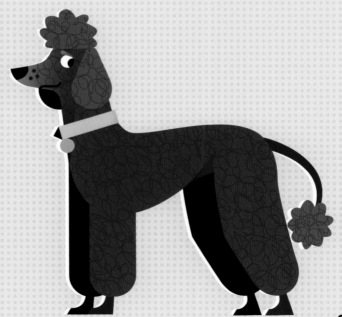